CB003514

Tenho
Vitiligo,
e agora?

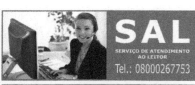
www.atheneu.com.br

Tenho Vitiligo, e agora?

Daniela Antelo
Leonardo Alves

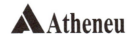
Atheneu

EDITORA ATHENEU

São Paulo	— Rua Jesuíno Pascoal, 30 Tel.: (11) 2858-8750 Fax: (11) 2858-8766 E-mail: atheneu@atheneu.com.br
Rio de Janeiro	— Rua Bambina, 74 Tel.: (21)3094-1295 Fax: (21)3094-1284 E-mail: atheneu@atheneu.com.br

CAPA: Equipe Atheneu
PRODUÇÃO EDITORIAL: Know-How Editorial

CIP-BRASIL. Catalogação na Publicação
Sindicato Nacional dos Editores de Livros, RJ

A632t

Antelo, Daniela Pereira
  Tenho vitiligo, e agora? / Daniela Pereira Antelo, Leonardo de Oliveira
Alves. - 1. ed. - Rio de Janeiro : Atheneu, 2019.

  Inclui bibliografia
  ISBN 978-85-388-0997-5

  1. Dermatologia. 2. Vitiligo. I. Alves, Leonardo de Oliveira. II. Título.

19-56605

CDD: 616.55
CDU: 616.5-003.829

Vanessa Mafra Xavier Salgado - Bibliotecária - CRB-7/6644

22/04/2019   22/04/2019

ANTELO, D.P.; ALVES, L.O.
Tenho vitiligo, e agora?

© *Direitos reservados à EDITORA ATHENEU – São Paulo, Rio de Janeiro, 2019*

Autores

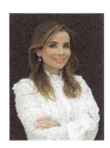

Daniela Pereira Antelo

Dermatologista do Centro de Tratamento do Vitiligo. Formada em Medicina pela Universidade Federal do Rio de Janeiro (UFRJ) e com Residência Médica em Dermatologia pela Universidade do Estado do Rio de Janeiro (UERJ). Dedica-se ao estudo dessa doença desde 2003, quando iniciou sua dissertação de Mestrado sobre o tema. Concluiu Mestrado e Doutorado sobre Fototerapia e Vitiligo na UFRJ. Apresentou diversos trabalhos sobre vitiligo em Congressos Dermatológicos, que foram publicados na literatura médica. Professora-Adjunta de Dermatologia da UERJ e atualmente Membro da Sociedade Brasileira de Dermatologia, American Academy of Dermatology e European Society for Pigment Cell Research. CRM 52.68612-3 RJ.

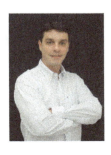

Leonardo de Oliveira Alves

Psicólogo do Centro de Tratamento do Vitiligo, onde se dedica ao atendimento de pacientes com dermatoses com impacto psicológico. Mestre em Psicanálise pela Universidad del Salvador (Buenos Aires, Argentina). Membro Associado e Professor da Sociedade de Psicanálise Iracy Doyle (SPID). CRP 34532 RJ.

Dedicatória

Este livro é dedicado a todas
as pessoas portadoras de vitiligo, em
especial aos pacientes que, gentilmente,
colaboraram nos estudos da Professora
Daniela Pereira Antelo durante a realização
de suas pesquisas de Mestrado e Doutorado.

Prefácio

É com muita satisfação e orgulho que escrevo algumas palavras para o prefácio do livro *Tenho vitiligo, e agora?*, de autoria da Dra. Daniela Pereira Antelo e de Leonardo de Oliveira Alves.

A Dra. Daniela Pereira Antelo, renomada dermatologista, admirada por sua competência, didática, comprometimento e dedicação à Dermatologia, e Leonardo de Oliveira Alves, psicólogo e estudioso das dermatoses com impacto psicológico, brindam-nos com esta obra dedicada às pessoas portadoras de vitiligo.

O vitiligo é uma dermatose caracterizada pela despigmentação da pele, atinge a população em diversos países do mundo e independe de sexo ou idade para desenvolver-se. Considerado por muitas pessoas uma alteração unicamente estética, produz as mais diversas consequências psicossociais na vida dos portadores.

Todos os assuntos relacionados ao vitiligo foram abordados didaticamente neste livro.

O leitor poderá desfrutar de capítulos que explicam como descobrir e entender a doença, quais são seus impactos psicológicos, quais os tratamentos disponíveis e, por fim, uma seção contendo perguntas mais frequentes e respostas.

Os conhecimentos são discorridos de forma ética e embasados em artigos científicos, corroborando a seriedade da obra.

A partir desta inédita publicação, certamente muitos médicos e pacientes serão beneficiados.

Cumprimento e agradeço aos autores pela oportunidade de colaborar com estas singelas palavras.

Maria Paulina Villarejo Kede
Dermatologista. PhD em Dermatologia pela Universidade Federal do Rio de Janeiro (UFRJ). Editora-Chefe do livro *Dermatologia Estética*, 3. ed. (Editora Atheneu). Editora-Chefe do livro *Guia de Beleza e Juventude* (Editora Senac).

Apresentação

Se você adquiriu este livro, é possível que você ou algum conhecido tenha recebido o diagnóstico de vitiligo.

A ideia desta obra é esclarecer, de forma ética, clara, objetiva e embasada na literatura científica médica, o que é a doença, quais são os fatores que levam ao seu surgimento e qual o tratamento mais indicado de acordo com cada caso. Ao longo destes anos em que temos tratado e acompanhado pacientes com vitiligo, pudemos perceber que muitas vezes os pacientes são "vítimas" de promessas sensacionalistas charlatãs e falsamente milagrosas que povoam a internet. Cuidado com o "Dr. Google"! Em um estudo feito com 1.790 pacientes de vitiligo pertencentes a um grupo inglês de suporte aos portadores da doença, foi observado que o grande desejo da vida da maioria das pessoas era obter a cura ou realizar um tratamento com resultado duradouro. Mas apenas 12,5% dos pacientes obtiveram informações sobre a doença com dermatologistas! Já 83% dos pacientes se informaram sobre a doença em fontes não médicas, e 25% usaram a internet[1]. Não se desgaste buscando informações em fontes não confiáveis.

Quem acredita que o vitiligo seja apenas uma doença cosmética, certamente não considera a totalidade do indivíduo. Um paciente portador de vitiligo e diabetes escreveu uma carta à Associação Americana de Dermatologia (AAD), que acabou sendo publicada na sua renomada revista médica (JAAD), em 2004. Nessa carta, ele diz que "vitiligo é pior do que diabetes". Afirma, ainda, ser portador das duas doenças e, embora tenha a consciência de que em algum momento no futuro poderá morrer em decorrência de complicações físicas provocadas pela Diabetes Tipo 1, em sua experiência, o impacto psicológico profundo do vitiligo no seu dia a dia é uma força destrutiva em sua vida. Ele refere que, ao longo de sua busca por um tratamento eficaz, deparou-se com muitos médicos que diziam que não havia muito o que fazer e encolhiam os seus ombros[2].

Em nossa experiência, o grau de impacto psicológico e a exclusão social vivenciada pelos doentes transcendem o aspecto meramente estético atribuído à doença.

Por outro lado, alguns pacientes já ouviram, inclusive de médicos dermatologistas, que não há muito o que ser feito para melhorar as manchas. Um veredito muito pessimista! Após esta leitura, você ficará familiarizado com as causas do vitiligo, entenderá como ele afeta o indivíduo, as formas de tratamento e como lidar com essa doença. As descobertas científicas avançam com rapidez – por que o vitiligo ficaria fora disso? Além disso, ao longo do texto, algumas dicas serão dadas para você cuidar da sua pele da melhor maneira.

Boa leitura!

Referências

1. Talsania N, Lamb B, Bewley A. Vitiligo is more than skin deep: a survey of members of the Vitiligo Society. Clin Exp Dermatol. 2010 Oct;7(35):736-9.
2. Austin M. Fighting and living with vitiligo. J Am Acad Dermatol. 2004 Jul;51(1 Suppl):S7-8.

Sumário

1. Descobrindo o vitiligo 1
Daniela Pereira Antelo

2. Entendendo o vitiligo 7
Daniela Pereira Antelo

3. Aspectos psicológicos do vitiligo 13
Leonardo de Oliveira Alves

4. Tratando o vitiligo 21
Daniela Pereira Antelo

5. Perguntas e respostas 31
Daniela Pereira Antelo e *Leonardo de Oliveira Alves*

Índice remissivo 39

1 | Descobrindo o vitiligo

• *O que é vitiligo?*

Pessoas famosas, como o rei mundial do pop Michael Jackson e a modelo brasileira Luiza Brunet, foram afetadas pelo vitiligo. A linda modelo canadense Winnie Harlow tem vitiligo. A doença acomete de 1 a 2% da população mundial, ou seja, é mais comum do que você imagina! Se considerarmos que a população mundial é de 7,6 bilhões em 2019, podemos dizer que: **76 a 152 milhões de pessoas** são portadoras de vitiligo.

Vitiligo é uma doença crônica da pele que acomete homens e mulheres da mesma forma, embora alguns estudos descrevam maior ocorrência em pacientes do sexo feminino, talvez pela mulher buscar com mais frequência o tratamento médico. Vitiligo não é contagioso em nenhuma circunstância. Ele não é transmitido pelo contato físico. Ninguém "pega" vitiligo de ninguém.

Acredita-se que a palavra vitiligo derive do latim *vitium*, que significa defeito ou mancha[1-2].

Essa doença leva à perda da cor da pele, com formação de manchas brancas. As manchas são realmente brancas como a tinta branca da parede e não costumam ser apenas mais claras do que a pele ao redor. Não apresentam sintomas, ou seja, não há perda da sensibilidade, coceira, ardência ou dor. O paciente pode ter poucas manchas ou elas podem ser numerosas. Elas podem surgir de forma rápida ou de forma mais lenta ao longo dos anos.

O vitiligo acomete todas as etnias e todas as raças. Em pessoas mais claras, o vitiligo pode passar mais despercebidamente. Entretanto, nas pessoas com pele bronzeada, morena ou negra, as manchas se tornam bem evidentes.

Embora o vitiligo não cause dor física nem seja considerado uma doença com alta gravidade, ela é carregada de estigma social e impacto psicológico negativo, com repercussão na autoestima, nos relacionamentos amorosos, no ambiente escolar, no local de trabalho e nas relações sociais. Muitas vezes há dificuldade de acesso a empregos e falta de confiança. O estigma associado ao vitiligo vem do passado, quando esta doença era confundida com hanseníase. Hipócrates, conhecido como o "pai da Medicina", em 460-355 a.C., não fazia distinção entre ambas[3].

A doença acomete principalmente as áreas não cobertas pela roupa e pode surgir em qualquer idade. Há casos descritos desde o nascimento até 81 anos de idade, entretanto, a sua maioria surge entre os 10 e 30 anos de idade (em adolescentes e adultos jovens) e 50% dos pacientes apresentam as lesões antes dos 20 anos de idade.

Alguns genes foram descobertos e estão associados ao surgimento do vitiligo. Mais de 30% dos pacientes relatam outros casos de vitiligo na família. Quanto maior o grau de parentesco, maior a chance de desenvolver a doença, mas, naturalmente, isto não é uma regra, pois acredita-se que haja predisposição genética, mas há participação de fatores ambientais.

O diagnóstico é feito pelo dermatologista, por meio do exame das manchas. A biópsia da pele só é realizada quando se deseja descartar outros diagnósticos.

O vitiligo é dividido em quatro tipos (Figura 1.1):

- **Focal:** quando existe uma ou poucas manchas de vitiligo.

- **Segmentar:** quando existe uma mancha unilateral que corresponde a um dermátomo (um "desenho" específico da pele). Corresponde a 10% dos casos e tem curso estável. Ocorre especialmente em crianças. Pode haver cabelos brancos no local.
- **Generalizado** ou **vulgar** (Figura 1.2): é o tipo mais comum. As manchas são bilaterais e acometem braços, pernas, mãos, pés, umbigo, axilas, boca e área dos olhos.

  As manchas podem ocorrer também na genitália, nos lábios e na gengiva.

  A evolução do vitiligo generalizado é imprevisível. O ideal é que o tratamento adequado seja realizado o quanto antes.
- **Universal:** é o tipo menos frequente. Assim, o vitiligo é tão generalizado que encontramos apenas pequenas áreas com a cor normal da pele.

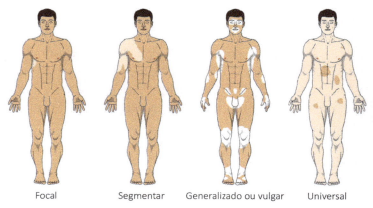

Focal   Segmentar   Generalizado ou vulgar   Universal

Figura 1.1. Tipos de vitiligo.
Fonte: Elaborada pela autoria.

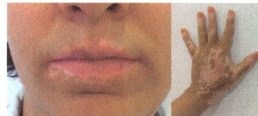

Figura 1.2. Vitiligo generalizado.
Fonte: Acervo pessoal da autoria.

Quem tem vitiligo pode apresentar tufos ou mechas de cabelos brancos, surgimento prematuro dos cabelos brancos, surgimento de um halo claro ao redor dos sinais (nevo-halo) e áreas circulares de falha, com ausência de cabelos, no couro cabeludo (alopecia areata). Traumas locais, decorrentes de acidentes ou cirurgias, também podem precipitar o surgimento das manchas de vitiligo. Irmãos ou parentes de 1º grau de quem tem vitiligo também podem apresentar início precoce dos cabelos brancos.

Algumas doenças podem estar associadas ao vitiligo. A principal delas é a doença tireoidiana (hipotireoidismo, hipertireoidismo, doença de Graves, bócio tóxico e tireoidite de Hashimoto), que ocorre em 30 a 40% dos pacientes. Diabetes *mellitus* ocorre em 1 a 7% dos pacientes com vitiligo. Estas devem ser investigadas pelo médico dermatologista, assim como outras doenças mais raras.

Alguns pacientes podem apresentar também psoríase (placas avermelhadas e com descamação nos cotovelos, joelhos e couro cabeludo), mas essa associação não é muito comum.

Referências

1. Leider M, Rosenblum M. A Dictionary of dermatological words, terms and phrases. New York: McGraw-Hill Book; 1968 apud Nair BK. Vitiligo – a retrospect. Int J Dermatol. 1978 Nov;9(17):755-7.
2. Kovacs SO. Vitiligo. J Am Acad Dermatol. 1998 May;5(38).
3. Nair BK. Vitiligo – a retrospect. Int J Dermatol. 1978 Nov;-9(17):755-7.

2 | Entendendo o vitiligo

• *Por que surge o vitiligo?*

Muitas pesquisas estão sendo desenvolvidas a fim de que essa doença seja entendida e tratada da melhor forma. Mas gostaríamos de mais trabalhos! Dados da literatura científica revelam o grande contraste entre o número de publicações médicas sobre vitiligo e o número de publicações médicas sobre outras doenças: em 2017, tivemos 448 publicações sobre vitiligo, enquanto 7.062 artigos foram publicados sobre o melanoma, uma doença grave e potencialmente letal (fonte dos dados: *PubMed.gov*). Não hesitamos em dizer que o vitiligo é, muitas vezes, negligenciado, e que a pesquisa sobre ele é pouco valorizada! Basta ver que o número de artigos publicados em 2017 sobre a doença foi bem menor do que os sobre dermatite atópica (1.492) e sobre psoríase (2.803), doenças mais visíveis na pele clara.

Ainda assim, felizmente, o entendimento sobre o surgimento da doença aumentou muito nos últimos anos.

O vitiligo é causado pela destruição (desaparecimento) dos melanócitos da pele. Os melanócitos são células que produzem e carregam no seu interior "bolsinhas" ou "pacotes" com melanina (melanossomos).

A melanina é o pigmento que dá cor à pele. Os melanócitos estão presentes em todos os indivíduos (negros, pardos, amarelos ou brancos) e em mesmo número, independentemente do tom da pele. As diferenças de pigmentação entre as diferentes pessoas se devem ao número distinto dos "pacotes de melanina" (melanossomos) e ao tipo de melanina (*feomelanina*, de cor avermelhada ou amarelada, ou *eumelanina*, de cor preta ou castanha), mas não há variações da densidade de melanócitos.

Sabemos que sem a melanina a pele fica sem cor. O problema é que o melanócito é uma célula muito "sensível" a diferentes estímulos ambientais se comparado a outros tipos de células da pele. Basta ver que algumas pessoas têm uma enorme capacidade de adquirir manchas escuras com qualquer machucado. Em quem tem vitiligo acontece o contrário: os machucados podem levar ao surgimento das manchas brancas (*cuidado com machucados e com o ato de friccionar demais a pele!*).

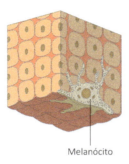

Melanócito

Figura 2.1. Melanócito.
Fonte: Acervo pessoal da autoria.

A melanina funciona como um "guarda-sol" sobre o DNA da célula. Sem ela, a pele fica mais sensível ao sol e apresenta maior risco de queimaduras solares (*cuidado com exposição solar intensa!*).

Os melanócitos também são encontrados fora da pele. Eles existem nos olhos, ouvidos e órgãos internos, como as leptomeninges (membranas do sistema nervoso central). É possível que esses melanócitos tenham funções distintas dos melanócitos da pele. Assim, algumas alterações podem ocorrer: na íris (irite) e na retina (coriorretinite). Além de manchas claras que ocorrem, em até 40% dos pacientes, no epitélio pigmentar da retina e na coroide. Estes achados são observados pelo médico oftalmologista.

Para o surgimento da doença, são necessários fatores genéticos e ambientais. O início do quadro geralmente é atribuído a eventos específicos ou momentos de "crise" na vida dos pacientes (perda de emprego, separação dos pais, separação do cônjuge, morte na família, doença grave e outras situações com estresse emocional intenso). Esses aspectos serão abordados no Capítulo 3.

Ainda existem muitos questionamentos, mas a Medicina avançou e felizmente já tivemos muitas descobertas para entender a ocorrência do vitiligo e encontrar a melhor maneira de tratá-lo.

> *"Não são as respostas que movem o mundo e sim as perguntas."*
>
> *autor desconhecido*

Existem diferentes correntes para explicar a destruição dos melanócitos. Tradicionalmente, há três hipóteses básicas para explicar o vitiligo, apresentadas, respectivamente, pelas Teorias da Autoimunidade, Neural e da Autodestruição ou Autotoxicidade.

• *Teoria da autoimunidade*

A maioria dos estudos, incluindo os mais recentes, fornece evidências a favor da **hipótese autoimune** ou **imunológica**. A associação com doenças autoimunes (como doenças de tireoide e diabetes) e a presença de autoanticorpos detectados nos exames laboratoriais demonstram uma base imunológica para o surgimento dessa doença. **O vitiligo é uma doença autoimune**, ou seja, é consequência da destruição dos melanócitos pelos anticorpos que o próprio organismo produz. Além disso, algumas células (chamadas linfócitos T citotóxicos) terão efeito tóxico e destrutivo sobre os melanócitos. Assim, tratamentos que envolvem imunomodulação (modulação e retorno do equilíbrio do sistema imunológico do paciente) induzem retorno da coloração das manchas. Incluem-se nesse grupo a fototerapia (UVB de banda estreita), o uso de corticoides e inibidores de calcineurina tópicos.

A nossa defesa imunológica protege o nosso corpo contra a invasão de bactérias e vírus. No vitiligo, haveria uma perda do equilíbrio da imunidade e o organismo passa a achar que moléculas normais e saudáveis (como as moléculas dos melanócitos) seriam vilãs, e de forma errada, acabaria atacando-as.

• *Teoria neural*

De acordo com a teoria neural, substâncias neuroquímicas com ação tóxica sobre os melanócitos seriam liberadas por terminações nervosas, destruindo-os. A associação entre vitiligo e doenças neurológicas e o surgimento da doença após período de *stress* emocional tentam dar suporte a essa teoria.

• *Teoria da autodestruição ou autotoxicidade*

O nosso organismo está constantemente defendendo nossas células contra a ação tóxica de radicais livres (moléculas de ação tóxica produzidas por alimentação inadequada, poluição, *stress* emocional, tabagismo etc.). Os melanócitos também têm um mecanismo de defesa contra radicais livres, mas esse mecanismo seria deficiente nos pacientes com vitiligo. Assim, não conseguiriam se livrar dessas moléculas tóxicas e seriam danificados.

• *Teoria do descolamento melanocítico*

Uma teoria mais recente seria a do **descolamento melanocítico**. Em 2003, foi estudado o efeito da fricção repetida da pele na sobrevivência dos melanócitos em pessoas com vitiligo. As análises da pele sugeriram um destacamento (ou descolamento) dos melanócitos, seguido de sua eliminação. Isso poderia explicar o surgimento do vitiligo sobre áreas de fricção e machucados (*mais um motivo para se ter cuidado com machucados e com o ato de friccionar demais a pele!*).

Referências

1. Antelo DP, Filgueira AL, Cunha JM. Reduction of skin-homing cytotoxic T cells (CD8+-CLA+) in patients with vitiligo. Photodermatol Photoimmunol Photomed. 2011 Feb;27(1):40-4.
2. Bystryn JC. Immune mechanisms in vitiligo. Clin Dermatol. 1997;15:853-861.
3. Dell´Ana ML et al. Alterations of mitochondria in peripheral blood mononuclear cells of vitiligo patients. Pigment cell res. 2003;16:553-559.
4. Gauthier Y, Muriel CA, Taieb A. Melanocyte detachment after skin friction in non-lesional skin of patients with generalized vitiligo. Br J Dermatol. 2003;148:95-101.
5. Le Poole IC et al. Autoimmune aspects of depigmentation in vitiligo. J Invest Dermatol. 2004;9:68-72.
6. Patel S et al. A holistic review on the autoimmune disease vitiligo with emphasis on the causal factors. Biomed Pharmacother. 2017 Aug;92:501-508.
7. Pretti Aslanian FM, Noé RA, Cuzzi T, Filgueira AL. Abnormal histological findings in active vitiligo include the normal-appearing skin. Pigment Cell Res. 2007 Apr;20(2):144-5.
8. Sehgal V, Srivastava G. Vitiligo: auto-immunity and immune responses. Internat J Dermatol. 2005;45:583-90.
9. Van Den Wijngaard R. et al. Autoimmune melanocyte destruction in vitiligo. Laboratory Investigation. 2001;81:1061-67.
10. Waterman EA et al. Autoantibodies in vitiligo patients are not directed to the melanocyte differentiation antigen MelanA/MART1. Clin Exp Immunol. 2002;29:527-532.
11. Yu HS et al. Alterations in IL-6, IL-8, GM-CSF, TNF-alfa and IFN-gama release by peripheral mononuclear cells in patients with active vitiligo. J Invest Dermatol. 1997;24:561-563.

3 | Aspectos psicológicos do vitiligo

• *A doença da pele que mancha a imagem*

O vitiligo é uma doença da pele, mas também pode atingir a mente. Todos nós temos uma ideia de quem somos, uma maneira de ver a nós mesmos, a qual chamamos autoimagem e que é construída ao longo do tempo. Como ao nascermos não sabemos quem somos, é depois de um processo longo que construímos um ego, por meio do qual podemos nos reconhecer no espelho e nos diferenciar dos outros.

Todos sabemos que, com o tempo, nossa imagem vai mudando, pois vamos envelhecendo e ficando diferentes, mas, de certo modo, nossa autoimagem permanece estável. Isso porque a idade vai chegando, as rugas vão aparecendo, os cabelos brancos surgem etc., mas nós continuamos sabendo que aquela imagem do espelho é a nossa. Além disso, se o percurso natural da vida for seguido, todo mundo passa por esse processo. Todos envelhecem, então é um processo *comum a todos e esperado*.

O vitiligo é uma doença que altera de maneira mais ou menos intensa essa imagem. Manchas brancas vão aparecendo e, se comparado ao envelhecimento natural, isso ocorre de maneira bastante rápida. Ou seja, o primeiro grande impacto emocional do vitiligo é um abalo em nossa autoimagem. Quem tem vitiligo, ao olhar no espelho, sabe que se trata dele mesmo, mas algo está muito diferente. Ou seja, é como se a pessoa se reconhecesse e ao mesmo tempo não se reconhecesse. Isso pode causar diversos sintomas, dúvidas, inseguranças, ansiedade, medo, entre outros.

Outro fator muito importante é que nossa autoimagem funciona para que tenhamos uma ideia clara de nós mesmos, e nossa imagem funciona para que os outros tenham uma ideia clara de quem somos. Ou seja, os outros nos reconhecem por nossa imagem. Quando acontece uma mudança radical desta imagem, como no caso de pacientes diagnosticados com vitiligo, pode acontecer também uma mudança de como os outros nos olham. Isso parece óbvio, mas não é. É claro que não deixaremos de ser reconhecidos, não é isso. O que pode acontecer é que a maneira como os outros nos veem e se relacionam conosco pode mudar. É por isso que se fala que o vitiligo é uma doença estigmatizante, ou seja, que gera um olhar rígido, uma marca, um estigma. Evidentemente, isso também pode causar impactos psicológicos. Os sintomas mais comuns são: angústia, fobia, vergonha, depressão, isolamento social etc.

Isso nos leva a pensar nos aspectos sociais do vitiligo. Temos vários relatos de situações difíceis e constrangedoras de cunho social envolvendo quem sofre da doença. Olhares curiosos na rua, pessoas que evitam um aperto de mão ou trocam de lugar no ônibus etc. Isso acontece principalmente por causa da desinformação, e desinformação gera preconceito. Como já ficou claro neste livro, o vitiligo não é contagioso em nenhuma circunstância, mas não é todo mundo que sabe disso... Uma das medidas mais eficientes no combate a este aspecto é investir na informação. Quanto mais as pessoas possuírem informação, menos preconceitos terão, assim podemos reduzir a frequência dessas situações e os impactos que provocam. As manchas não trazem "riscos reais" à saúde do paciente, mas trazem diversas outras marcas, psíquicas, sociais e emocionais.

Falando sobre emoções

Somos tomados todos os dias pelos mais diversos tipos de emoções, do ódio ao amor, do descaso à preocupação extrema.

Acontece que, em média, e na maioria das vezes, conseguimos nos manter relativamente estáveis perante todo esse movimento emocional. O que pode ocorrer é que as emoções de quem tem vitiligo acabam se concentrando em torno da doença, e por isso o movimento emocional acaba ficando fixado, ou seja, o sujeito não pensa em mais nada além do vitiligo e suas implicações. As emoções que aparecem com mais frequência são: vergonha, insegurança, tristeza, inibição, raiva, culpa e medo (de que as manchas aumentem). Ou seja, o que se apresenta é um estado emocional negativo, frágil, debilitado, que pode levar a alterações no sono, disfunção sexual, e até mesmo a tentativas de suicídio. Estes são os aspectos mais gerais do vitiligo e, para além destes, muitos outros podem aparecer.

A pele é um órgão intimamente ligado ao sistema nervoso, portanto está sensível às suas variações. Não é mais possível hoje em dia fazer a antiga separação mente-corpo, e as consequências das doenças de pele constituem um dos maiores exemplos disso. As abordagens modernas de "doença" já não sustentam mais um caráter puramente biológico. Assim, numa concepção mais moderna de "saúde" não basta um "aparato biológico íntegro e funcional", pois saúde envolve bem-estar físico, emocional e social de um indivíduo. Estritamente falando, se elegermos o olhar puramente científico, o vitiligo é apenas um acometimento inestético, que não apresenta riscos. Esta é uma concepção adotada por muitos médicos que, embora não seja falsa, desconsidera o enorme efeito psicológico e social que o vitiligo provoca no paciente. Na sociedade moderna, na qual ser atrativo fisicamente está relacionado a expectativas futuras de sucesso, felicidade e relacionamento conjugal satisfatório, não é de se surpreender que uma doença visível leve à baixa da autoestima e falta de confiança de seus portadores. Mais da metade dos pacientes de um estudo inglês (n = 1.790) se sente desfigurada, impotente e com autoestima reduzida, ao mesmo tempo em que percebe que sua condição médica é julgada como trivial[1]. Sob a ótica da Psicologia, o vitiligo pode ser devastador.

Como nós já vimos, a ciência ainda não tem uma explicação final para a causa da doença. Existem algumas hipóteses e muitos estudos. Por ser classificada como uma doença autoimune, é muito comum que aquele que apresenta o vitiligo se sinta perdido, por vezes culpado, pensando se poderia ter evitado a doença de algum modo. Um questionamento muito comum é: ansiedade e *stress* causam vitiligo? Ou o vitiligo leva ao *stress* e isso piora a doença? Provavelmente as duas coisas, ou pelo menos uma articulação destes dois fatores. A experiência comprova que um número considerável de casos foi desencadeado em associação direta a uma situação de *stress* intenso. Logo, não podemos negar que há uma influência psicológica no desencadeamento da doença. Ao mesmo tempo, fica bastante evidente que, uma vez que o vitiligo aparece, o estado emocional do indivíduo se altera profundamente, causando nervosismo e ansiedade, o que pode influenciar no curso da doença. Evidentemente, esses fatores variam de uma pessoa para outra. Em um trabalho cubano, foi constatado que 70% dos pacientes referem um evento estressante antes do início da doença[2]. Foi sugerido que o estresse eleva os níveis de hormônios neuroendócrinos, altera o nível de neuropeptídeos e neurotransmissores no sistema nervoso central, além de afetar o sistema imune. Estes fatores poderiam levar ao início ou exacerbação do vitiligo[3].

Por tudo o que vimos até aqui, fica evidente que o vitiligo é uma doença que exige um acompanhamento de vários especialistas. Não existe uma regra, mas é consenso na literatura que o acompanhamento psicológico nos casos de vitiligo é importante e contribui de forma muito positiva no curso do tratamento. O profissional de Psicologia é aquele que está apto a abordar os aspectos emocionais e sociais que geram tamanho sofrimento ao sujeito com vitiligo. Ansiedade, vergonha, medo, inibição, constrangimento, desgosto, insegurança podem e devem ser tratados para aumentar a qualidade de vida dos pacientes. O tratamento deve ser conduzido por um médico dermatologista, que define quais as condutas mais adequadas a cada caso. Esse é o caminho que leva a um processo de repigmentação (desaparecimento das manchas). O psicólogo não interfere diretamente nas manchas, e sim na maneira como o paciente pode lidar com elas, o seu olhar para a situação, como direcionar seu sistema de crenças e fortalecer sua autoestima. Vários estudos sugerem que, de maneira indireta, o acompanhamento psicológico tem influência relevante na repigmentação nos casos de vitiligo.

Não podemos esquecer que o tratamento do vitiligo pode ser bastante efetivo e alcançar ótimos resultados, mas na maioria dos casos isso leva tempo. Não é um tratamento rápido. O combate às manchas é um trabalho minucioso, insistente e requer *perseverança*. É essencial que o paciente se mantenha motivado e plenamente envolvido no tratamento;

isso, a longo prazo, torna ainda mais importante o acompanhamento psicológico. O apoio do profissional de Psicologia aumenta consideravelmente a condição do paciente de manter-se motivado, implicado e ativo no seu processo de melhora.

Também é importante citar que a literatura mais recente aponta para uma correlação positiva significativa entre vitiligo e distúrbios psiquiátricos (ou seja, um interfere no outro). Os mais comuns são: ansiedade generalizada, fobia social e depressão maior. Em alguns casos, é necessário acompanhamento de um médico psiquiatra.

Existem várias linhas de tratamento e abordagens distintas que podem ser aplicadas pelo profissional de Psicologia nos casos de vitiligo. Podemos citar técnicas de relaxamento, hipnose, meditação, técnicas cognitivo-comportamentais (TCC), técnicas de *gestalt*-terapia e integração, técnicas psicanalíticas, terapias corporais etc. De modo geral, todas as técnicas têm condições de obter bons resultados, evidentemente a depender do preparo do profissional e do envolvimento do paciente. Estudos revelam que a abordagem cognitivo-comportamental tem alcançado resultados bastante satisfatórios nestes casos em especial. Por meio de técnicas como dessensibilização sistemática, autoinstrução e assertividade, podem-se experimentar progressos satisfatórios na adequação e orientação do sistema de crenças do paciente.

Em última análise, o mais importante, qualquer que seja a abordagem utilizada, é que o acompanhamento psicológico nos casos de vitiligo contribui no acolhimento do sofrimento do paciente, apoia e reforça os aspectos positivos, oferece uma escuta atenta e diferenciada para as interpretações daquele que se encontra fragilizado, inseguro e inibido. Oferece condições de um novo olhar para o futuro e de envolver-se plenamente no próprio tratamento, apresenta ferramentas para administrar os enfrentamentos sociais do dia a dia que a doença pode trazer, e, principalmente, oferece a chance ao paciente de falar sobre seus sentimentos de modo franco e genuíno, permitindo que suas emoções se expressem por seu discurso e não por manchas em sua pele.

Referências

1. Talsania N, Lamb B, Bewley A. Vitiligo is more than skin deep: a survey of members of the Vitiligo Society. Clin Exp Dermatol. 2010 Oct;7(35):736-9.
2. López González, V. (2000). Determinantes psicosociales en la aparición y curso del vitiligo. Revista Cubana de Medicina General Integral. 2000;16(2):171-6.
3. O'Leary A. Stress, emotion, and human immune function. Psychol Bull. 1990 Nov;3(108):363-82.

4 | Tratando o vitiligo

• Qual o melhor tratamento?

O tratamento será indicado de acordo com o tipo de vitiligo, surgimento de lesões novas, idade do paciente e extensão de acometimento da pele.

Todos os tratamentos mencionados neste capítulo deverão ser realizados com orientação do médico dermatologista.

Fototerapia

A **radiação UVB de banda estreita (311-313 nm) atualmente é o tratamento de primeira linha para vitiligo generalizado**, de moderado a extenso, cujo uso se iniciou em 1997. Os estudos feitos mundialmente apontam superioridade e maior segurança desta modalidade de tratamento[1-4].

Até os anos 1990, a fotoquimioterapia PUVA era a terapia de primeira escolha para o vitiligo generalizado. A terapia PUVA consiste na combinação de ingestão de medicamento oral chamado psoraleno seguida da aplicação de lâmpadas de radiação ultravioleta A. Mas ela não podia ser realizada em crianças e gestantes. Além disso, a terapia PUVA apresentava alta taxa de reações indesejáveis como náuseas, intolerância gastrintestinal, vômitos, catarata e até mesmo um risco teórico aumentado de câncer de pele em longo prazo pela dose cumulativa de radiação ultravioleta A.

O tratamento com **radiação UVB de banda estreita (311-313 nm)** é feito em cabines (Figura 4.1) ou em aparelhos destinados ao tratamento dos pés e das mãos (Figura 4.2). O processo de tratamento se dá em duas etapas: (1) estabilização do processo de perda da cor da pele e surgimento das manchas e (2) estimulação de alguns melanócitos que conseguiram escapar da destruição autoimune. Observamos que a pigmentação (o retorno à cor normal) se dá de forma *folicular*, ou seja, surgem áreas de tom de pele normal do tamanho de uma ervilha que vão se juntando até a área ficar uniforme. Esta pigmentação é tida como estável, ou seja, é duradoura.

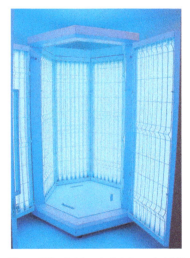 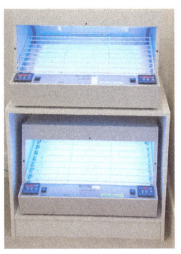

Figura 4.1. Cabine de fototerapia UVB de banda estreita.
Fonte: Acervo pessoal da autoria.

Figura 4.2. Equipamento de fototerapia específico para pés e mãos.
Fonte: Acervo pessoal da autoria.

Microfototerapia

Com a microfototerapia, a radiação UVB atua em feixes exclusivamente nas manchas de vitiligo (Figura 4.3). Entretanto, convém ressaltar, conforme observamos em nossos estudos, que, quando as lesões de vitiligo estão em crescimento, é necessária uma forma de tratamento que contemple toda a pele, não apenas para estimular a pigmentação das manchas existentes, mas, sobretudo, para evitar que novas manchas apareçam.

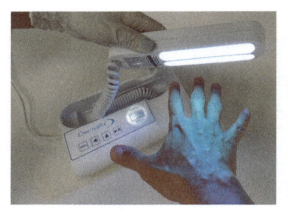

Figura 4.3. Fototerapia localizada.
Fonte: Acervo pessoal da autoria.

308-nm-Excimer Laser

Com o *excimer laser*, a pigmentação ocorre de forma semelhante à da fototerapia convencional com **radiação UVB de banda estreita (311-313 nm)**. O *laser* trata lesões localizadas, com um resultado rápido e com alto grau de repigmentação, embora ainda com custo elevado. No Brasil, até hoje, não temos liberação da Agência Nacional de Vigilância Sanitária (Anvisa) de opções de *laser* para vitiligo, limitando nosso uso. Além disso, o *laser* não evita o surgimento de outras manchas nas áreas não tratadas.

Corticosteroides

Os corticoides podem ser usados de forma local (aplicados sob a forma de creme ou pomada na pele) e oral. Eles levam à repigmentação devido a sua capacidade de reduzir a atividade autoimune. Considerando o seu perfil de efeitos colaterais, o uso deve ser administrado e monitorado pelo médico. Os corticosteroides potentes tópicos levam à repigmentação dos pacientes, especialmente nas áreas da face e do tronco.

Tacrolimus e pimecrolimus

Tacrolimus e pimecrolimus são conhecidos como "inibidores da calcineurina". Esses fármacos são inibidores da resposta inflamatória autoimune, mas sem o perfil de efeitos colaterais dos corticosteroides. Os relatos do seu uso mostrando eficácia contra o vitiligo são desde 2002 e ainda permanecem com lugar de destaque no tratamento local da doença. Os melhores resultados são observados na face e áreas fotoexpostas.

Pseudocatalase

A pseudocatalase tem ação antioxidante e deve ser aplicada na pele. O seu uso é embasado pela teoria do *stress* oxidativo (*vide* Capítulo 2). Os estudos científicos, entretanto, são controversos para respaldar sua eficácia.

Vitaminas

Pacientes com vitiligo são sensíveis aos radicais livres (aquelas moléculas liberadas pelo sol, *stress*, poluição, tabagismo, que têm ação tóxica). Assim, está indicada a terapia antioxidante oral, com suplementos de vitaminas a depender de cada paciente e com orientação médica. De modo algum, elas devem ser usadas isoladamente.

Ginkgo-biloba

Devido ao seu poder antioxidante e considerando a teoria do *stress* oxidativo, o extrato de ginkgo-biloba oral foi utilizado em pacientes com vitiligo, mostrando variável grau de repigmentação.

Extrato de placenta

A melagenina é um extrato de placenta humana, cujo agente ativo é a alfa-feto-proteína e ganhou fama quando foi usado na terapêutica do vitiligo em Cuba, em 1970. Embora os resultados iniciais dos pesquisadores cubanos tenham sido promissores, eles não foram reproduzidos nos trabalhos realizados em outras partes do mundo.

Extrato de *polypodium leucotomos*

O extrato de *polypodium leucotomos* (PL) é proveniente da samambaia e apresenta propriedades fotoprotetoras e imunomodulatórias. É utilizado de modo complementar à fototerapia.

Despigmentação

Para pacientes com poucas áreas de coloração normal (Figura 4.4), como ocorre em alguns casos de vitiligo generalizado e extenso, pode ser usada a despigmentação com monobenzil-éter-hidroquinona ou solução de fenol a 88% nas escassas áreas de pele não acometida.

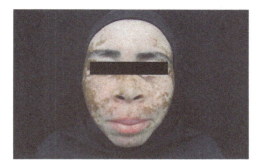

Figura 4.4. Vitiligo universal.
Fonte: Acervo pessoal da autoria.

Tratamento cirúrgico do vitiligo

O tratamento cirúrgico do vitiligo (transplante de melanócitos) está indicado para vitiligo segmentar e lesões estáveis de vitiligo, não responsiva à fototerapia ou aos agentes tópicos e imunomoduladores. Existem várias técnicas, e os resultados são favoráveis quando o procedimento é bem indicado.

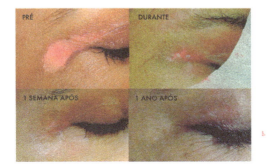

Figura 4.5. Cirurgia do vitiligo.
Fonte: Acervo pessoal da autoria.

• *Novos horizontes no tratamento do vitiligo*

Piperina

A piperina é derivada da pimenta negra e estimula a proliferação dos melanócitos em camundongos. O tratamento com piperina aplicada na pele levou à repigmentação dos camundongos, confirmada por biópsia da pele. Os ensaios clínicos ainda estão sendo realizados em humanos.

Tofacitinib

Este novo medicamento age suprimindo o sistema imunológico. É utilizado para várias doenças autoimunes. Desde 2015, seu uso é mencionado no trato contra o vitiligo. Parece que o tratamento requer exposição complementar à luz (fototerapia), mas estudos adicionais são necessários para determinar o risco *versus* benefício.

Ruxolitinib

O médico John Harris, professor de Dermatologia da University of Massachusetts Medical School, acredita que os medicamentos conhecidos como **inibidores da JAK** serão a primeira geração de medicamentos aprovados pelo FDA (órgão de regulação de medicamentos nos Estados Unidos) para o tratamento do vitiligo. Ele publicou um estudo, em 2017, com a forma tópica do ruxolitinib, em poucos pacientes. Os estudos com um número maior de pacientes deverão ser concluídos em julho de 2020. Os resultados parecem ser promissores. Entretanto, essa classe de medicamentos tem um custo ainda muito alto.

Microagulhamento e *laser* fracionado

Esta consagrada técnica é utilizada para várias situações na dermatologia (tratamento de rugas, manchas, cicatrizes e queda dos cabelos). O microagulhamento pode ser feito com um tipo de "caneta" ou com um "rolinho" (*roller*). Ambos são dotados de pequeníssimas agulhas que perfuram a pele para facilitar a penetração de substâncias colocadas a seguir. Uma outra opção ao microagulhamento é o uso do *laser* fracionado, que permite que substâncias sejam aplicadas na pele de forma mais eficaz para estimular a pigmentação da pele. Ainda são necessários estudos controlados para avaliar os resultados.

Referências

1. Grimes PE. White patches and bruised souls: advances in the pathogenesis and treatment of vitiligo. J Am Acad Dermatol. 2004 Jul;1(51):S5-7 Suppl.
2. Ibbotson SH et al. An update and guidance on narrowband ultraviolet B phototherapy: a British Photodermatology Group Workshop Report. Br J Dermatol. 2004 Aug;2(151):283-97.
3. Duarte I, Buense R, Kobata C. Fototerapia. An. Bras. Dermatol. 2006;1(81):74-82.
4. Bhatnagar A et al. Comparison of systemic PUVA and NB-UVB in the treatment of vitiligo: an open prospective study. J Eur Acad Dermatol Venereol. 2007a May;5(21):638-42.

5 | Perguntas e respostas

• Qual a causa do vitiligo?

Existem inúmeras teorias para explicar o surgimento do vitiligo. A mais aceita e a que tem mais evidência científica é a que define que o vitiligo seja uma doença autoimune, em que os melanócitos (células que produzem o pigmento que dá cor à pele) são agredidos e destruídos por células e anticorpos produzidos pelo próprio organismo. Fatores genéticos e ambientais também participam da ocorrência da doença.

• Vitiligo é contagioso?

Vitiligo não é contagioso. Isso tem de ser amplamente divulgado, para redução do preconceito associado à doença. Não há porque ter receio no contato físico com a pele com manchas.

• Vitiligo é psicológico?

Vitiligo é uma doença autoimune em que fatores genéticos e ambientais estão envolvidos. Não é simplesmente psicológico, mas fatores relacionados à psique podem desencadear o início da doença e contribuir no surgimento de novas lesões. O início do quadro geralmente é atribuído a eventos específicos ou momentos de "crise" na vida dos pacientes (perda de emprego, separação dos pais, morte na família, doença grave etc.). O acompanhamento psicológico contribui no tratamento, fortalece a autoestima e confiança, além de influenciar na neuroimunomodulação (fatores neurológicos influenciam, de forma positiva ou negativa, no sistema imunológico do indivíduo).

• *Vitiligo tem cura?*

Vitiligo é uma doença **crônica**, e, como tal (como alergia, asma, psoríase, hipertensão arterial, diabetes, acne, colesterol alto, caspa etc.), não tem cura, mas tratamento. As manchas podem realmente sumir e não retornar pelo resto da vida. Temos pacientes que tiveram manchas de vitiligo que desapareceram e se mantêm sem elas há anos, mas certamente a tendência genética permanece. As manchas podem desaparecer com o tratamento indicado, mas nenhum tratamento, de nenhuma doença (não somente o vitiligo), é capaz, atualmente, de mudar nosso material genético, nosso DNA. Continuamos a ter o mesmo material genético, seremos filhos de nossos pais o resto da vida.

• *Eu tenho vitiligo. Meu filho vai ter também?*

Não necessariamente. Vitiligo tem caráter genético até pela história familiar. Trinta por cento dos pacientes têm casos de vitiligo na família, mas isto não quer dizer que seu filho ou filha terá vitiligo. Se analisássemos nosso DNA, perceberíamos que todos nós temos tendência genética a várias doenças que felizmente não manifestamos! Certamente, se surgir uma mancha clara num parente de 1° grau, convém que ele procure um dermatologista para examinar a lesão o quanto antes.

• *Eu tenho vitiligo. Posso ter câncer da pele?*

Alguns dados estatísticos mostram até o inverso. Embora seja razoável supor que com a perda da melanina haja maior chance de queimadura solar da pele, não necessariamente há maior risco de câncer da pele. De qualquer modo, convém evitar exposição direta e prolongada ao sol e queimadura solar com vermelhidão e ardência.

• *Eu tenho vitiligo. Posso fazer tratamento estético?*

Depende do tipo de procedimento estético e de como está seu vitiligo. Existem inúmeros tratamentos disponíveis no arsenal dermatológico em prol da beleza e do rejuvenescimento da pele, como os injetáveis, por exemplo, a aplicação de toxina botulínica e preenchimento para rugas e *laser* e *peelings* para rugas e manchas. Eles devem ser avaliados pelo médico dermatologista de acordo com cada caso.

• *Eu tenho vitiligo. Posso ter outra doença com a qual eu deva me preocupar?*

Vitiligo é uma doença autoimune que pode estar associada a outras doenças autoimunes, como as de tireoide e a diabetes *mellitus,* que devem ser pesquisadas.

• *O que posso fazer para evitar o surgimento de mais manchas?*

O ideal é que a sua forma de tratamento trate não somente das manchas existentes, mas previna o surgimento de novas, e isso é possível por meio da imunomodulação (recursos que equilibram o sistema imunológico), como, por exemplo, a fototerapia.

• *Qual o melhor tratamento para vitiligo?*

O melhor tratamento deverá ser avaliado de acordo com cada caso. A fototerapia com radiação UVB de banda estreita (311-313 nm) atualmente é o tratamento de primeira linha para vitiligo generalizado, de moderado a extenso. O tratamento com medicamentos locais e orais pode estar indicado nas lesões iniciais. O tratamento cirúrgico do vitiligo está indicado para a forma segmentar e lesões estáveis, sem crescimento, e que não responderam ao uso da fototerapia ou cremes de tratamento.

• *Posso fazer alguma dieta para ajudar no tratamento do vitiligo?*

Aqui o bom senso é importante, como em qualquer dieta ou regime de reeducação alimentar. Alimentos ricos em antioxidantes são muito bem-vindos, e isso significa abundância de verduras, legumes e frutas ("alimentação colorida"). Alguns suplementos vitamínicos prescritos com orientação do dermatologista podem beneficiar o tratamento do vitiligo por conta da teoria do *stress* oxidativo (*vide* Capítulo 2). Em alguns pacientes, há anemia e intolerância ao glúten de origem autoimune, assim como o vitiligo. Nesses casos de intolerância ao glúten de origem autoimune/doença celíaca, a restrição acaba por auxiliar no tratamento da doença. Há alguns relatos na literatura médica de melhora do vitiligo após exclusão do glúten, mas nesses casos encontramos os anticorpos da doença celíaca. Assim, a restrição alimentar não se estende a todos os pacientes e sim quando há doença celíaca concomitante. Da mesma maneira, a suplementação de vitamina D deve ser avaliada com cada caso e não é indicada para todos os pacientes.

• *Eu tenho vitiligo e melasma. Como isso é possível?*

A coexistência de vitiligo (manchas claras) e melasma (manchas escuras causadas pelo sol) no rosto do mesmo paciente realmente é bastante intrigante. Observamos essa associação com alguma frequência. Na pele com vitiligo há ausência de melanócitos, e a poucos milímetros ou centímetros de distância há melanócitos cheios de melanina. Normalmente os pacientes com melasma costumam ter boa resposta ao tratamento do vitiligo.

• *O acompanhamento psicológico ajuda?*

Sim. Vários estudos sugerem que, de maneira indireta, o acompanhamento psicológico tem influência relevante na repigmentação nos casos de vitiligo. O trabalho do psicólogo não interfere diretamente nas manchas, mas na maneira como o paciente pode lidar com elas, o seu olhar para a situação, como direcionar seu sistema de crenças e fortalecer sua autoestima. Além de oferecer maiores condições para que o paciente se mantenha motivado e envolvido no tratamento, oferece uma escuta diferenciada para lidar com as frustrações e desafios do dia a dia que acompanham o vitiligo.

Sites recomendados

1. American Academy of Dermatology. Disponível em: <https://www.aad.org>.
2. American Vitiligo Foundation. Disponível em: <http://www.avrf.org>.
3. Association Française du Vitiligo. Disponível em: <http://www.afvitiligo.com>.
4. Centro de Tratamento do Vitiligo. Disponível em: <www.tratevitiligo.com.br>.
5. Global vitiligo Foundation. Disponível em: <https://www.globalvitiligofoundation.org>.
6. Sociedade Brasileira de Dermatologia. Disponível em: <www.sbd.org.br>.
7. The Vitiligo Society. Disponível em: <https://www.vitiligosociety.org.uk>.

Índice remissivo

A
Acompanhamento psicológico, 36
Aspectos
    emocionais, 18
    sociais, 15, 18

C
Câncer da pele, 33
Corticosteroides, 25

D
Despigmentação, 26
Dieta, 35
Doença
    autoimune, 10
    da pele, 14
    tireoidiana, 5

E
Emoções, 15
Eumelanina, 8
308 nm-Excimer laser, 24
Extrato
    de placenta, 26
    de *Polypodium leucotomos*, 26

F
Feomelanina, 8
Fotoquimioterapia PUVA, 22
Fototerapia, 22

G
Gestalt-terapia, 19
Ginkgo-biloba, 26

H
Hipnose, 19
Hipótese autoimune ou imunológica, 10

I
Inibidores da JAK, 28
Integração, 19

L
Laser fracionado, 29

M
Meditação, 19
Melagenina, 26
Melanina, 8, 9
Melanócito, 9, 27
Melanossomos, 8
Melasma, 36
Microagulhamento, 29
Microfototerapia, 23

P
Pele, 16
Pimecrolimus, 25
Piperina, 28
Pseudocatalase, 25
Psoríase, 5

R
Radiação UVB de banda estreita, 22, 24
Ruxolitinib, 28

T

Tacrolimus, 25
Técnicas
　cognitivo-comportamentais, 19
　de relaxamento, 19
Teoria
　da autodestruição ou autotoxicidade, 11
　da autoimunidade, 10
　do descolamento melanocítico, 11
　neural, 11
Tofacitinib, 28
Transplante de melanócitos, 27
Tratamento estético, 34

V

Vitaminas, 25
Vitiligo, 3
　acompanhamento psicológico, 19, 36
　aspectos
　　emocionais, 18
　　sociais do, 15, 18
　câncer da pele, 33
　caráter genético, 33
　causa, 8, 32
　contagioso, 32
　cura, 33
　definição, 2
　dieta para ajudar no tratamento, 35
　doença
　　autoimune, 10
　　da pele, 14
　focal, 3
　generalizado ou vulgar, 4, 5
　melasma, 36
　outra doença, 34
　psicológico, 32
　segmentar, 4
　surgimento de mais manchas, 34
　tratamento, 22, 28, 35
　　cirúrgico do, 27
　　estético, 34
　universal, 4, 27